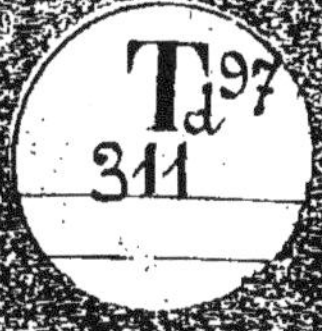

DES RAPPORTS

DE

LA PLEURÉSIE

ET DE

LA TUBERCULOSE

PAR

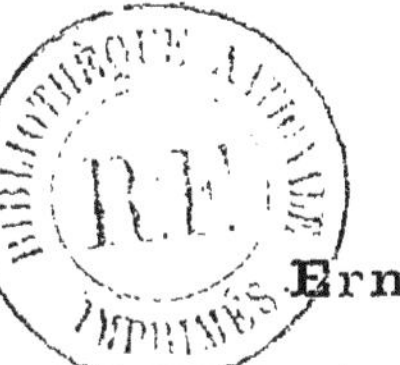

Ernest MEY

DOCTEUR EN MÉDECINE DE LA FACULTÉ DE PARIS

EX-MÉDECIN DES HOPITAUX DE BELGRADE (1876)

EX-MÉDECIN AIDE-MAJOR AUX ARMÉES DU RHIN ET DE LA LOIRE (1870-1871)

PARIS

ALEXANDRE COCCOZ, LIBRAIRE-ÉDITEUR

RUE DE L'ANCIENNE-COMÉDIE, 11

1877

DES RAPPORTS

DE

LA PLEURÉSIE

ET DE

LA TUBERCULOSE

PAR

Ernest MEY

DOCTEUR EN MÉDECINE DE LA FACULTÉ DE PARIS

EX-MÉDECIN DES HOPITAUX DE BELGRADE (1876)

EX-MÉDECIN AIDE-MAJOR AUX ARMÉES DU RHIN ET DE LA LOIRE (1870-1871)

<hr>

PARIS

ALEXANDRE COCCOZ, LIBRAIRE-ÉDITEUR

RUE DE L'ANCIENNE-COMÉDIE, 11

—

1877

A MON ONCLE, l'illustre philologue serbe,

Dr GEORGES DANITCHITCH,

Professeur à l'Académie de Belgrade,

Ancien secrétaire de l'Académie d'Agram.

DES RAPPORTS

DE LA

PLEURÉSIE ET DE LA TUBERCULOSE

La question que nous nous proposons d'étudier, peut
être envisagée à plusieurs points vue. C'est ce qui nécessi-
tera la division de ce travail en plusieurs chapitres : Un tuberculeux peut avoir une pleurésie, celle-ci peut n'être
qu'accidentelle, ou bien présentera dans sa marche ou dans
sa forme des caractères qui feront porter le diagnostic
de *Pleurésie tuberculeuse*; dans d'autres cas, la pleurésie
sera un symptôme précoce de tuberculose; enfin, on pourrait se demander, avec quelques auteurs recommandables,
si la pleurésie ne peut pas par elle-même, dans certaines
conditions, causer le développement de la tuberculose, ou
en hâter les manifestations chez un sujet prédisposé ou non.
On voit donc à combien de questions complexes nous se-
rons forcé de répondre : nous n'espérons pas les résoudre toutes, et n'avons d'autre intention que de présenter
quelques-unes des observations que nous avons recueillies et qui peuvent se rapporter aux sujets que nous citions
plus haut :

Nous étudierons successivement :

A. *La pleurésie accompagnant la tuberculose;*

B. *La Pleurésie survenant comme symptôme de début de la tuberculose;*

C. *La Pleurésie survenant chez un sujet non encore tuberculeux et le devenant plus tard.*

CHAPITRE Ier

DE LA PLEURÉSIE QUI ACCOMPAGNE LA TUBERCULOSE PULMONAIRE CONFIRMÉE.

Nous devons tout d'abord distinguer deux grands groupes de Pleurésies : celles qui sont *sèches*, celles au contraire qui s'accompagnent d'un *épanchement ;* cet épanchement pourra du reste être de nature variable ; des indications précieuses seront tirées de son abondance, de la lenteur de sa résorption, etc.

1. *Pleurésie sèche.* La pleurésie sèche est très-fréquente chez les tuberculeux, elle est même presque constante. Son siége le plus ordinaire est au niveau des points où le tubercule en voie de ramollissement détermine un travail irritatif qui se propage à la plèvre : aussi peut-on presque toujours la constater aux sommets des poumons dans le cas de tuberculose. L'histoire clinique de ces adhérences est faite dans les auteurs classiques, et a été reprise récemment dans une thèse de la Faculté. Celle de M. Lemardeley (1), qui désigne, sous le nom de *Pleurite adhésive*, cette forme d'inflammation de la plèvre, n'ayant de tendance qu'à former des adhérences, ne s'accompagnant jamais d'épanchement notable, survenant le plus souvent au cours de la diathèse tuberculeuse. L'auteur précité divise les adhérences pleurales sous trois groupes : 1° Celles qui surviennent avec des symptômes aigus ;

---

(1) A. Lemardeley. *De la Pleurite adhésive,* thèse de Paris.

2° celles qui sont produites par un processus chronique ;
3° celles qui se forment d'une façon latente.

C'est dans ce dernier groupe, croyons-nous, qu'il convient de ranger la pleurésie sèche des tuberculeux ; les adhérences pleurales naissent souvent d'une façon insidieuse dans le cours de la phthisie, et il est difficile d'établir à quelle époque elles ont débuté : elles surviennent, du reste, fort probablement par poussées successives, comme la maladie qui leur donne naissance ; et le contraste est frappant entre les adhérences lâches, filamenteuses, qui réunissent la paroi thoracique au sommet du poumon quand il n'est que peu atteint encore, et les coques dures, fibreuses, adhérentes à l'excès qui coiffent le sommet du poumon quand il n'est plus qu'une vaste poche purulente, qu'une caverne dont l'ouverture se serait faite peut-être dans la plèvre, s'il n'y avait eu un travail inflammatoire subaigu qui ait mis un obstacle puissant à la perforation pulmonaire.

Il n'en est cependant pas toujours ainsi, et si le développement de la tuberculose est plus rapide que celui des adhérences, on peut avoir le pneumothorax par perforation que combattait, d'avance, la disposition précédente.

Dans tous ces cas, on a affaire à un processus inflammatoire lent, il n'y a que peu de réaction fébrile, et en tous cas elle se confond avec la fièvre hectique ou avec les poussées congestives auxquelles sont si sujets les tuberculeux.

Analysant 17 cas : M. Lemardeley trouvait les nombres suivants :

(a) Adhérences [des sommets : 17 fois (10 fois, F. 7 fois II.);

(b) Pleurite adhésive gauche ; 7 fois (2 F. et 5 II.);

(c) Pleurite adhésive droite : 6 fois (4 F. et 2 II.);

(*d*) Pleurite adhésive diaphragmatique : 1 fois (F.) ;

(*f*) Pleurite adhésive médiastine : 2 fois (1 F., 1 H.);

(*g*) Pleurite interlobaire : 12 fois (7 F., 5 H.);

(*h*) Adhérences disséminées et lâches : 4 fois (3 F., 1 H.);

(*i*) Symphyse pulmonaire : 4 fois (2 F., 2 H.);

(*j*) Pleurésie précardiaque : 1 fois (F.).

On voit par ces nombres, auxquels on pourrait en ajouter beaucoup d'autres, tant la pleurésie sèche est fréquente, que toujours au sommet on a trouvé des adhérences, et tous les malades en question étaient des tuberculeux.

L'épaisseur de ces adhérences est fort variable, elle peut être de quelques millimètres ou dépasser au contraire deux centimètres, mais cette limite extrême est le plus souvent atteinte dans les cas, dont nous ne nous occupons pas ici, où la coque pseudo-membraneuse est consécutive à la résorption d'un vaste épanchement. En général l'adhérence et la cohérence sont en raison directe l'une de l'autre; aussi les fausses membranes les plus dures sont-elles celles qui adhèrent le plus intimement à la surface de la séreuse ; leur consistance n'est du reste pas la même partout. M. Cruveilhier (1), cherchant à expliquer ces inégalités de consistance, dit : « doit-on admettre que la couche de ce pseudo-membrane qui touche la plèvre, a été sécrétée la première, ou bien que les premières couches sécrétées d'abord produisent ensuite de nouvelles couches moins dures?... » Ce savant anatomiste se rattachait à une troisième hypothèse, celle d'une résorption locale. De Beauvais, dans les Bulletins de la Société anatomique, parle d'une fausse membrane qui

(1) Cruveilhier. *Traité d'anatomie pathologique.*

un tissu induré sous-jacent à la plèvre épaissie. Ainsi donc, voici le tubercule enflammé pris comme point de départ, qui non-seulement cause l'oblitération par inflammation de la cavité pleurale à son niveau, mais encore une inflammation des parois thoraciques capable de s'accuser par une douleur spontanée ou provoquée.

On n'observe, selon Lemardeley, que rarement le retrait de la paroi thoracique, comme symptôme de la pleurésie sèche, du reste l'amaigrissement des phthisiques rend saillantes les clavicules, et il serait difficile de faire la part de ce qui revient à la cachexie, et de ce qui dépend de la pleurésie, dans l'exagération des creux sous-claviculaires ; on pourrait dire la même chose de la matité qui se confond avec celle due aux tubercules, et à la zone de pneumonie qui les entoure. Il nous semble évident cependant que, chaque fois qu'un sommet est absolument mat, il y a à tenir compte de la coque membraneuse qui obscurcit le son, bien plus que ne le pourraient faire quelques tubercules disséminés dans une masse même indurée.

Un signe bien plus important de la pleurésie sèche, d'origine tuberculeuse, c'est la présence des *craquements secs ;* non pas du craquement fin qui succède à la matité et précède le craquement humide, mais celle d'un genre de frottement superficiel, composé d'une série de petits bruits de cuir, nullement modifié par la voix et par la toux. C'est, du reste, un avis que semble partager M. Jaccoud (1) quand il dit : « Le bruit du frottement simule « exactement les craquements de la tuberculose au dé- « but ; quand l'erreur est commise, ce n'est guère qu'une « faute par anticipation, car ces pleurésies sèches du « sommet sont l'indice à peu près certain d'une tuber- « culose actuelle ou imminente. » Il n'est pas rare non

---

(1) Jaccoud. *Pathologie interne,* t. II.

plus d'entendre un bruit de déplissement analogue à celui que signale M. Cornil (1) dans la pleurésie.

La *dyspnée* est aussi notée le plus souvent, mais il est bien difficile de savoir si elle est due à la phthisie ou aux adhérences ; ce n'est guère que dans le cas de *symphyse pulmonaire* qu'elle devient assez intense pour causer des accidents par elle-même.

Lorsque le poumon tout entier est farci de granulations tuberculeuses, on voit survenir l'adhérence totale ; c'est ce que l'on a appelé la symphyse pulmonaire ; on reconnaît cet état aux mêmes signes que ceux de la pleurésie du sommet ; ils sont seulement plus étendus.

La tuberculose peut donc causer un développement local de pleurésie sèche, plus ou moins étendue ; y a-t-il lieu de le redouter ? nous ne le croyons pas, partageant ainsi l'avis de Lemardeley quand il dit (page 25, loco citato) :

« Ainsi donc, si, d'une part, les adhérences ont quel-
« ques inconvénients, de l'autre, elles nous semblent
« avoir de grands avantages : 1° en empêchant le poumon
« de se perforer par la fonte d'un tubercule superficiel ;
« 2° en diminuant l'activité respiratoire de cet organe
« déjà malade, et en le soustrayant ainsi à de nouvelles
« irritations. »

2° *Pleurésies humides.*

Au cours de la tuberculose confirmée, on peut voir survenir une autre forme de pleurésies. Nous voulons parler des pleurésies accompagnées d'épanchement. L'é-tiologie de ces pleurésies est quelquefois semblable à celle

(1) Cornil. *Auscultation du poumon* (leçons orales à la Faculté de mé-decine.

des pleurites sèches, quelquefois différente; plusieurs cas peuvent, en effet, se présenter.

L'irritation lente et longtemps prolongée de la plèvre sous l'influence des produits tuberculeux, peut, avons-nous dit, déterminer la formation des adhérences pleurales; elle peut aussi, dans d'autres conditions, causer la formation d'un épanchement liquide; il suffit en effet d'une excrétion un peu moins riche en fibrine, ou d'un processus inflammatoire un peu plus aigu; la pleurésie n'est sèche, dans les cas auxquels nous faisions allusion dans le précédent chapitre, que parce que l'exsudat se produit peu à peu et se concrète à mesure qu'il se produit; mais les matériaux de l'adhérence ont été liquides à un moment donné, ils peuvent persister à cet état : d'où la pleurésie humide.

Une forme de transition est celle de la pleurésie aréolaire, celle de l'œdème de la fausse membrane, mais comme elle n'est pas spéciale à la tuberculose et ne l'accompagne même qu'assez rarement, nous l'écarterons volontairement de notre sujet.

L'épanchement pleurétique, dans les cas de tuberculose, peut aussi être brutalement amené par la perforation pulmonaire, c'est le cas du pyopneumothorax dont nous ne nous occuperons pas non plus.

Enfin la pleurésie peut être d'origine banale, c'est-à-dire survenir sous l'influence du froid par exemple, aussi bien, sinon plus souvent, chez un tuberculeux que chez un sujet sain : nous aurons à voir, dans ce chapitre, comment cette pleurésie accidentelle peut être modifiée par le terrain individuel sur lequel elle est entée, comment aussi, et par quels signes, on pourra reconnaître une telle pleurésie de celles qui seraient une manifestation diathésique et spontanée.

Dans la description clinique de la pleurésie humide, on

reconnaît d'ordinaire deux grandes classes : l'épanchement est *aigu* ou *chronique;* il peut être insidieusement produit, d'où la classe des pleurésies *latentes*; enfin, quelle que soit la forme, on peut avoir un liquide *séreux,* *hémorrhagique* ou *purulent.*

On peut observer la coexistence de la tuberculose avec toutes ses formes, mais certaines lui sont plus spéciales.

A. *Pleurésie aiguë survenant au cours de la tuberculose.*

La pleurésie aiguë, dont nous ne faisons qu'esquisser à grands traits l'histoire, est une affection fébrile, anatomiquement caractérisée par un épanchement liquide de la plèvre, quelle que soit sa nature, et cliniquement par la formation, rapide ou lente, de cette collection liquide pendant une période fébrile de durée variable : il reste après cette pyrexie un épanchement qui évolue plus ou moins rapidement, la perte liquide se résorbant peu à peu, tandis que les matières fibrineuses se condensent et se déposent en couche d'une épaisseur variable dans l'interstice interpleural qu'elles tendent à combler, ou dont, tout au moins, elles diminuent l'étendue : si l'épanchement ne se résorbe pas, la pleurésie passe à l'état dit chronique, terme impropre qui s'appliquerait mieux à l'épanchement qu'à la pyrexie fugace qui lui a donné naissance.

Cet épanchement liquide obéit aux lois physiques : disposé en lame, dès le début, quand il n'est que peu abondant, il est régi par les règles de la capillarité; devenu plus volumineux, plus tard, il retombe de par son propre poids, gagne le cul-de-sac pleural inférieur, s'y collecte et remonte plus ou moins haut selon son abondance

(Règles de Damoiseau) (1). Les signes de cet épanchement, quel que soit son caractère, sont d'ordre objectif ;
il est mat, car il est liquide, il éteint les vibrations pulmonaires, car le poumon est séparé par lui de la paroi
thoracique ; il vibre par son bord supérieur et donne de
l'égophonie, il comprime le poumon, aussi cause-t-il du
souffle ; sa nature dépendra le plus souvent de l'état général : aussi, pour en revenir au cas de tuberculose,
sera t-il le plus souvent purulent ou hémorrhagique, mais
cependant il peut être séreux, même chez un tuberculeux.

Que va devenir cet épanchement, véritable corps étran-
ger de la plèvre ? Dans une plèvre saine, chez un sujet
jeune, non diathésique, il doit se résorber : de même que
le péritoine, la plèvre jouit de propriétés d'absorption
actives. Si le sujet tarde à résorber son épanchement,
celui-ci s'enkystera plus ou moins, et alors, la propriété
d'absorption diminuera d'autant ; bientôt la pleurésie pas-
sant a l'état chronique il n'y aura plus de surface séreuse,
ou du moins elle sera fort restreinte ; peu d'absorption
dans ces conditions, et c'est ce que démontre bien le
cas si curieux où un médecin crut injecter de la tein-
ture d'iode et mit dans une plèvre, atteinte de pleurésie chronique, du laudanum, sans que le patient ait
eu le moindre symptôme d'intoxication. Cet épanchement va-t-il rester séreux ? Quelquefois, si le sujet n'est
pas diathésique. Il deviendra au contraire purulent chez
un tuberculeux, chez un cachectique, chez une femme
puerpérale, etc.; chez ces gens, en un mot, qui font du
pus partout, dont les plaies ne guérissent pas par première intention, chez lesquels l'état local reçoit toujours
de l'état général une empreinte funeste, un cachet diathésique.

(1) Damoiseau. *Thèse de Paris*, 1845.

Mais, s'il est vrai de dire que l'épanchement séreux devient purulent chez un tuberculeux, on peut affirmer encore plus hautement que la pleurésie est souvent pnrulente d'emblée chez ces sujets.

Passons rapidement en revue quelques observations à l'appui de ce que nous venons d'avancer : nous nous occuperons d'abord de la forme séreuse de la pleurésie aiguë.

Observation I (personnelle).

Salle Sainte-Madeleine 21. L..... (femme) 32 ans, lingère : Cette femme, malade depuis 10 jours, entre le 18 mai 1872, dans le service du docteur Blachez à la Charité : elle n'a jamais eu de maladies aiguës, mais est devenue *tuberculeuse* à la suite de privations ; une première hémoptysie eut lieu il y a deux mois. Elle entre dans le service pour une *pleurésie*, elle souffre du côté droit depuis 10 jours, elle se plaint aussi d'une douleur thoracique dans la fosse sous-épineuse.

Etat actuel. Espaces intercostaux bombés à droite, on ne sent pas les vibrations thoraciques : un peu de submatite à gauche en avant, due sans doute à une sonorité tympanique du côté droit ; à droite, en arrière et dans l'aisselle, matité très-prononcée et remontant jusqu'à l'épine de l'omoplate. En avant, du même côté, la matité remonte jusqu'à la quatrième côte : la sonorité du thorax est normale à gauche.

Auscultation.— A droite, au sommet nous ne trouvons pas de signes de tuberculisation, le poumon étant comprimé, on peut rapporter à cet état post pleurétique la respiration rude qu'on y entend. A la base, le murmure vésiculaire est complétement aboli, on ne l'entend pas non plus dans l'aisselle. A gauche, un peu de respiration puérile, le murmure vésiculaire y est dur et pressé ; aux deux sommets, aucun signe cavitaire ; à la base et à droite, souffle doux, perceptible aux deux temps de la respiration (Il n'a pas le caractère tubaire de celui de la pneumonie.) On l'entend aussi dans l'aisselle, et en déplaçant le malade son maximum d'intensité se déplace aussi. Rien au poumon gauche : égophonie manifeste dans les points où siége le souffle ; la toux ne modifie pas les signes.

Peu de déviation du cœur, peu de déplacement du foie : la toux est fréquente, quinteuse, s'accompagne d'une expectoration aérée, incolore, peu abondante P = 96 T. 38° R = 40, dyspnée intense.

Notre diagnostic était donc : *Pleurésie droite à épanchement séreux, chez un sujet en jouissance de la diathèse tuberculeuse, mais dès le début.*

Le 24 mai on pratique *la thoracentèse* avec l'aiguille 1 de *Potain*, on retire 1,250 gr. de liquide jaune trouble, d'aspect urineux (1) :

Cette thoracentèse ne cause aucun accident, et les jours suivants on constate une diminution bien accentuée de tous les symptômes ; et la pleurésie cède rapidement sous l'influence de potions diurétiques. La malade sort le 16 juin, au 24° jour de sa thoracentèse, et au 39° jour de sa maladie ; elle est pâle, anémiée, mais guérie de sa pleurésie et sans que sa tuberculose ait semblé progresser.

On remarquera dans cette observation que les signes de la tuberculose étaient bien peu accusés, aussi avons-nous eu là une véritable pleurésie *accidentelle*; nous l'avons donnée pour montrer la transition entre la pleurésie vulgaire et celles qui accompagnent la tuberculose.

(1) Analyse du liquide (par M. de Boyer) :

$$Q = 1250$$
$$D = 1049$$
$$\text{Eau} \quad \frac{943}{1000}$$

Mat. albumineuses, 5 p. 100 (dont $\dfrac{6}{1000}$ fibrine , $\dfrac{1}{1000}$ hydropisine).

Chlorure de sodium $\dfrac{2}{1000}$,

Phosphates $\dfrac{1\ 1/2}{1000}$,

Mo 2co³ — SO³ $\dfrac{3}{1000}$,

Urée = 0.

Observation II (personnelle).

Salle Saint-Jean de Dieu, 12, service du docteur Blachez à la Charité : le nommé G..., âgé de 22 ans, entre le 1ᵉʳ mars 1873, atteint de *pleurésie droite*.

Ce malade était ordinairement faible de santé, sujet aux rhumes les hivers, aux engorgements ganglionnaires ; ses parents sont morts du choléra en 1857, on n'a pas de renseignements sur leur état de santé.

Vivant à la campagne, dans de bonnes conditions hygiéniques, ce malade eut cependant vers l'âge de 13 ans une hémoptysie légère qui resta sans suites fâcheuses ; cependant, dernièrement, pendant l'hiver de 1872, le manque de feu et de nourriture le fit tomber dans un état de faiblesse considérable, il recommençait à tousser ; le 20 décembre 1872 étant monté sur un omnibus, après avoir fait une longue course à pied, il se sentit pris par le froid, et presque immédiatement, survenait un violent point de côté, à droite, sous le mamelon. Malgré ce début, bien qu'il n'eût ni fièvre, ni frisson, ni dyspepsie, il se mit à tousser encore plus : la toux devenait plus persistante, plus douloureuse ; l'amaigrissement se prononça de plus en plus ; la diarrhée survint en janvier, il n'y eut pas encore de fièvre nocturne, ni de sueurs : la voix baissait.

Examen de la poitrine. — L'inspection du thorax ne fournit aucun renseignement, l'épanchement étant probablement modéré, c'est tout au plus si les espaces intercostaux sont un peu effacés à droite en bas : creux sous-claviculaires, et dépression épigastrique prononcée. A droite, en bas, les vibrations thoraciques sont très-diminuées ; en haut, du même côté, elles sont conservées, comme du reste dans toute l'étendue de la poitrine du côté gauche. A droite, en arrière et en bas, matité absolue avec perte de l'élasticité pulmonaire ; cette matité monte jusque sur l'angle inférieur de l'omoplate, au-dessus existe une zone assez sonore, surmontée elle-même par de la submatité, qui siége principalement dans la fosse sus-épineuse. A gauche, en arrière et en bas, ainsi qu'au milieu, sonorité, submatité dans la fosse sus-épineuse : il y a de la submatité aux deux sommets, en avant.

Auscultation. — A droite, en arrière et en bas, au niveau de la matité, absence complète du murmure vésiculaire ; plus haut, on constate la présence de la respiration avec son rhythme ordinaire ; encore plus haut, au sommet même, on constate de l'expiration prolongée et soufflante ; à gauche, au sommet, expiration rude et saccadée. Ces signes d'induration des sommets se retrouvent en avant et des deux côtés. On entend en outre, au sommet droit du souffle caverneux, des râles muqueux à grosses bulles entremêlés de craquements secs. Au sommet gauche : souffle et gazouillement après la toux. L'égophonie est manifeste dans le tiers moyen du poumon droit, et au sommet de ce côté on entend de la pectoriloquie aphone ; pas d'égophonie à gauche, mais de la pectoriloquie au sommet. Les crachats sont purulents, abondants, se fondant en une masse homogène, ils sont parsemés de stries sanguinolentes ; il y a, parmi ces crachats lourds et opaques, quelques crachats aérés qui surnagent.

Rien au cœur ni aux vaisseaux. Si l'on avait eu des signes cavitaires près du côté de la pleurésie, on aurait peut-être hésité à reconnaître là une tuberculose, mais comme ils existaient aux 2 sommets le diagnostic était évident : *Pleurésie droite à faible épanchement chez un sujet au 3ᵉ degré de la tuberculose pulmonaire.*

Sous l'influence des toniques et des diurétiques, nous avons vu, du 1ᵉʳ au 8 mars, l'épanchement diminuer peu à peu : la matité fit place à de la submatité ; le 5 mars, l'égophonie disparaissait ; puis parut un signe certain de résorption : le frottement dur, ascendant et descendant, dû aux fausses membranes pleurales. Nous étions revenu à la pleurésie sèche. Cependant les tubercules suivaient leur évolution, l'expectoration était de plus en plus abondante, les crachats devenaient aussi plus verdâtres.

Le 22 mars, le malade sort, sur sa demande ; il se croit complétement guéri. Les signes cavitaires n'ont cependant pas changé, ils sont restés stationnaires, faut-il croire qu'il en eût été ainsi sans la pleurésie ? En tous cas, il ne reste de la détermination pleurale que quelques frottements, il n'y a presque plus de liquide, puisque les vibrations thoraciques sont revenues et que la matité absolue s'est changée en submatité.

Cette observation est intéressante, elle montre encore
bien que la pleurésie peut, au cours de la tuberculose,
être accidentelle ; nous y retrouvons une étiologie *a fri-
gore* manifeste, et cependant cet épanchement, quoique
bien léger, a mis longtemps à se résorber et est survenu
d'une façon insidieuse, sans fièvre, sans autre douleur
que le point de côté du début : c'est déjà là un caractère
propre aux pleurésies des tuberculoses. Il sera résulté pour
notre malade une adhérence presque totale du poumon
au thorax ; cette symphyse pulmonaire aura procédé par
voie d'épanchement humide au lieu d'être de suite sèche,
comme dans les cas auxquels nous faisions allusion dans
le chapitre 1ᵉʳ, § 1.

Observation III (personnelle)

Salle Saint-Jean-de-Dieu, 14. (Dʳ Blachez, à la Charité). Le
nommé C....., âgé de 23 ans, entre le 15 février 1873.

Ce malade est un ancien charpentier de marine, réformé pour
des fièvres intermittentes graves contractées au Sénégal. Il y a 17
mois, après des accès pernicieux il fut tellement cachectisé qu'il
revint en France œdématié et scorbutique.

Loin de jouir de la prétendue immunité qu'accorderait l'im-
paludisme, cet homme devint tuberculeux.

Après avoir présenté en France quelques accès de fièvre mal
réglés, il se mit à tousser, à cracher, sans avoir cependant d'hémoptysies : le 5 février il se trouvait occupé dans une cave,
quand il se sentit « très-refroidi : » le lendemain la toux aug-
mentait, quelques frissons légers survenaient, puis il ressentait
un point de côté à droite, en avant, sous le mamelon : cette
douleur s'exaspérait par la toux et non par la pression. La toux
devenait fréquente et quinteuse et s'accompagnait d'une expectoration assez abondante, formée de crachats muqueux et aérés :
La dyspnée est intense, mais l'épanchement ne doit pas être très-
abondant, car le décubitus se fait alternativement sur les deux
côtés.

2

Etat actuel. L'inspection de la paroi thoracique ne révèle rien, pas de déformation, pas d'effacement des espaces intercostaux, les vibrations thoraciques se perçoivent moins bien à droite qu'à gauche.

Bonne sonorité du poumon gauche, sauf en avant, au sommet, où l'on perçoit de la submatité : le poumon droit est mat dans sa moitié inférieure et donne au doigt percuteur la sensation de *bois;* plus haut, submatité légèrement élastique se continuant avec celle du sommet. Au sommet droit, en avant, plus de sonorité qu'à gauche, peut-être y a-t-il là un bruit skodique qui fait paraître, par comparaison, le sommet gauche plus mat.

A gauche, expiration rude et prolongée au sommet : à droite dans 1/3 inférieur de la poitrine, en arrière, et dans l'aisselle, absence du murmure vésiculaire ; il existe plus haut, mais est éloigné et confus. Au sommet droit, expiration rude et saccadée. Souffle assez doux, profond (pleurétique), craquements secs qu'on retrouve aussi à gauche ; pas de signes cavitaires, légère égophonie à droite. Le cœur n'est pas déplacé, le foie est à peine abaissé, le diagnostic est donc : *Pleurésie aiguë, à moyen épanchement séreux, chez un sujet au début de la tuberculisation pulmonaire :*

Pendant quelques jours on traite le malade par les vésicatoires, les purgatifs, les diurétiques.

28 *février*. Le malade maigrit beaucoup, il a des sueurs nocturnes, la fièvre le soir, de l'anorexie ; à l'auscultation, on trouve des râles muqueux et des craquements humides au sommet droit (côté de la pleurésie), à gauche ces signes sont bien moins marqués.

10 *mars*. Depuis quelques jours le malade a les mêmes signes ; il n'y a plus d'état aigu (T. 37°4) et cependant l'épanchement reste absolument stationnaire.

20 *mars*. Même état pour l'épanchement; mais les signes de la phthisie augmentent : on entend de gros râles muqueux dans les deux fosses sus-épineuses, sans cependant avoir des signes cavitaires confirmés : l'expectoration est devenue jaune, opaque, nummulaire ; douleurs aux sommets qui sont mats.

30 *mars* (53° jour). Le malade a définitivement une pleurésie chronique, qui occupe par sa matité 1/4 à peu près de la cage thoracique à droite. Pendant ce laps de temps, la tuberculisation

a marché grand train, il y a actuellement des cavernes aux sommets.

Cette observation nous montre un état plus grave que celui des deux malades I et II, aussi voit-on l'épanchement *rester* et passer à l'état chronique ; c'est que la tubercu lose évolue vite chez ce malade, la pleurésie est donc plus grave par cela seul, et il est bien probable que l'épanchement avait dû devenir purulent. Nous tenons aussi à faire remarquer que, dans ce cas, il n'y eut pas d'antagonisme entre la cachexie paludéenne et la phthisie, et, qu'au contraire, celle-ci revêtit la forme catarrhale, si rapide, que Trousseau décrivait sous le nom de *galopante*.

B. *Pleurésies chroniques survenant au cours de la tuber-culose.*

C'est à cette classe de pleurésies que l'on doit surtout réserver le nom de *tuberculeuses*; le liquide excrété, et de composition variable peut être plus ou moins abondant ; nous le croyons le plus souvent abondant, cependant dans quelques cas il peut être rare. Dans les *Archives gén. de Méd.*, 1864, M. le Dʳ Siredey dit : « Dans l'immense majo-
« rité des cas, le liquide est peu abondant, tend naturel_
« lement à disparaître, mais en laissant à la place une
« couche épaisse de fausses membranes qui constituent
« un obstacle puissant à la production du liquide »; il cite à l'appui de sa thèse trois observations de pleurésies tuberculeuses dans lesquelles l'autopsie ne fit découvrir que quelques grammes de liquide épanché et une grande partie de fausses membranes.

Quant à la nature du liquide, l'auteur précité ajoute :
« Tandis que par la majorité des médecins la purulence
« est universellement regardée comme étant un caractère

« des épanchements liés à la tuberculose, nous croyons
« au contraire qu'elle est l'exception... » Bayle (1) rap-
porte trois cas où l'épanchement était séreux. Nous avons
donné cette opinion à cause de l'autorité des auteurs qui
la défendent, mais nous ne la partageons pas tout à fait
beaucoup d'auteurs considèrent, en effet, comme tuberculeuses, ces formes insidieuses de la pleurésie qui s'accompagnent d'un vaste épanchement. Van Swieten (2) re-
marquait déjà que c'était chez les individus dont le sang
n'est pas riche qu'on observe le plus fréquemment les plus
grands épanchements : « in illis vero quarum humores in
« spissitudinem inflammatoriam non adeo vergunt, fre-
« quenter pectoris hydrops nascetur » peut-être vou-
lait-il désigner par là l'hydrothorax. Laennec (3) admettait
aussi les prédispositions individuelles, il croyait que les gens
débilités et cachectiques étaient plus exposés que d'autres
aux grandes excrétions pleurales. M. Pidoux (4) partage
cette opinion.

Souvent aussi dans le cas de tuberculose la pleurésie
sera double. Elles sont plus fréquentes chez l'adulte que
chez l'enfant ; souvent aussi elles sont inégalement répar-
ties ; une pleurésie étant à droite, par exemple, presque
résorbée, tandis que celle de gauche passera à l'état chronique.

C'est un caractère important sur lequel M. Brouardel (5)
insistait dans ses cliniques à la Charité.

Il est une pleurésie double assez fréquente chez les tuberculeux, c'est la pleurésie hémorrhagique. Cruveilhier et
Niemeyer admettent fort bien cette étiologie ; pour eux, sauf
le cas de cancer de la plèvre, l'épanchement hémorrhagique

(1) Bayle. *Phthisie pulmonaire*, 1810.
(2) Van Swieten, aphorismes, article *Pleuritis*.
(3) Laennec, *loco citato*.
(4) Pidoux. *Mémoire sur la pleurésie latente*, 1850.
(5) Brouardel. Cliniques de la Charité (non publiées).

est presque toujours symptomatique de tubercules pleuraux
ou pulmonaires. Baron (1) dit cependant, dans sa remar-
quable thèse, que la pleurésie hémorrhagigique primitive se
rencontre souvent chez l'enfant.

Nous voyons donc que la pleurésie tuberculeuse peu
revêtir bien des formes; les quelques exemples que nous
allons citer viendront à l'appui de cette opinion. Nous
ferons remarquer que, dans quelques-uns des cas que nous
rapportons, la pleurésie a précédé la tuberculose, nous
aurons donc à revenir sur ce fait un peu plus loin.

OBSERVATION IV (PERSONNELLE).

Un homme de 30 ans entre au 25, Saint-Jean-de-Dieu (Charité), atteint *de pleurésie chronique.* Ce malade a la fièvre depuis plusieurs mois et est sujet à tousser tous les hivers. C'est
un homme vigoureux, non cachectique.

Etat actuel. Thorax normal comme forme, vibrations thoraciques affaiblies du côté droit en bas. Matité aux deux sommets,
plus accusée à droite qu'à gauche; matité à la base du poumon
droit. Le murmure vésiculaire est affaibli dans le tiers inférieur du poumon droit. Au sommet, de ce côté, on entend de
l'expiration soufflante. La base du poumon gauche est saine,
mais le sommet présente de l'expiration prolongée et saccadée ;
les bruits du cœur retentissent à droite. Râles bullaires humides
et souffle cavernuleux au sommet droit, craquements humides
au sommet gauche : bronchophonie au sommet gauche, pectoriloquie aphone et bien articulée au sommet droit, en avant ; rien
à la base gauche, mais égophonie à droite (côté de la matité).
La toux existe de longue date; elle est fréquente, quinteuse,
s'accompagne d'une expectoration nummulaire, jaune, dense et
opaque qui tombe au fond du crachoir et est surmontée par un
liquide spumeux et incolore. Le foie est un peu abaissé.

*Diagnostic : Pleurésie chronique à faible épanchement chez
un sujet au début de la troisième période de la tuberculose.*

(1) Baron. — De la pleurésie chez l'enfant, 1841.

On ne fait pas la thoracentèse pour deux raisons : 1° parce que le malade est tuberculeux, 2° parce que l'épanchement est trop faible pour menacer la vie.

Bientôt, la pleurésie restant stationnaire, les gargouillements paraissent *aux deux sommets*. Sous l'influence de la diète lactée, il survient une légère amélioration qui n'est que passagère ; l'albuminurie s'établit, et, au bout de trois mois, le malade meurt. A l'autopsie, on trouve des cavernes aux deux sommets et un kyste de pleurésie chronique à la base du poumon droit.

Observation V (personnelle).

G..., âgé de 27 ans, entre au n° 22, Saint-Jean-de-Dieu, le 24 janvier 1872 : cet homme est malade depuis trois mois.

Antécédents. Dans le courant du mois de novembre, ce malade, qui habitait alors un rez-de-chaussée et une chambre humide, se sentit pris d'un point de côté assez fort pour lui imposer un repos absolu. Bientôt il se relevait et travaillait malgré la persistance de la douleur thoracique. Au bout de deux mois de ce manége, le malade exténué s'alite. Un mois après, à bout de ressources, il entre dans le service.

Etat actuel. Les parois thoraciques ne sont pas déformées ; à gauche, diminution des vibrations thoraciques ; matité absolue de tout le côté gauche, de haut en bas, aussi bien dans l'aisselle qu'en avant et en arrière ; le murmure vésiculaire est complétement aboli en bas à gauche et fort diminué au sommet là où il y a de la submatité ; à droite, il est normal, sinon un peu exagéré. Souffle très-fort à gauche, surtout au sommet ; à ce niveau, on perçoit de petits râles crépitants nombreux, et si superficiels qu'ils doivent être plutôt du craquement de fausse membrane. Bronchophonie obscure, pas d'égophonie, très-mauvais état général, fièvre hectique, pas de diarrhée.

1er *février.* — Cette pleurésie chronique durant malgré les vésicatoires et les diurétiques, on pense qu'il doit y avoir du tubercule derrière : en effet, au sommet droit, jusque-là intact, paraît de l'expectoration prolongée, rude, saccadée ; en même temps, le sommet gauche est le siége d'un souffle amphorique très-net (est-ce un bruit pseudo-cavitaire ?)

15 février. — Les signes se dessinent, le malade est bien un phthisique : la face est pâle, maigre, les pommettes sont saillantes, les ailes du nez se pincent et se dilatent : l'amaigrissement est extrême et les doigts deviennent hippocratiques. Des sueurs nocturnes sont survenues, il y a de la fièvre tous les soirs, les vomissements accompagnent quelquefois les quintes de toux.

Peu à peu les signes stéthoscopiques s'accusent un peu plus, le souffle du sommet gauche est de plus en plus amphorique.

Ce malade était en observation quand il quitte brusquement le service pour retourner chez lui.

Dans ce cas, nous pouvons soulever deux hypothèses ; ou bien celle d'une pleurésie chronique purulente à signes pseudo-cavitaires, ou bien celle d'une pleurésie chronique accompagnant une tuberculose. Nous sacrifions bien volontiers tout ce qui a trait au poumon gauche atteint de pleurésie ; là, le diagnostic est presque impossible à affirmer, mais il nous reste *l'expiration prolongée, saccadée, du poumon droit au sommet*, survenue sous nos yeux, et l'hecticité rapide du malade ; aussi croyons-nous devoir nous ranger à la seconde hypothèse, celle de la tuberculose.

Voyons maintenant un cas de pleurésie latente s'étant accompagnée de tuberculose :

Observation VI (résumé).

Homme âgé de 30 ans, entre le 20 mai 1873, salle Saint-Jean-de-Dieu, n° 9.

Antécédents. — *Bons antécédents héréditaires, bonne santé antérieure :* Après être resté exposé tout un jour à la pluie, le malade a été pris de douleurs thoraciques, il a été forcé de s'aliter, n'a pas vu de médecin, et après avoir traîné un mois, entre dans le service.

Etat actuel. — La physionomie exprime plutôt la stupeur que la douleur : teinte subictérique des conjonctives, trémulation continuelle des lèvres, tremblement alcoolique des mains ; la paroi thoracique n'a pas subi de déformations, les vibrations thoraciques sont conservées à gauche et à droite, elles sont faibles car le malade parle très-bas : légère submatité aux deux bases, matité douloureuse aux deux sommets. A droite la respiration est puérile, à gauche elle est soufflante et rude à l'expiration ; au-dessus de la fosse sous-épineuse, le murmure vésiculaire est très-perceptible ; le ton des bruits stéthoscopiques est extrêmement grêle, leur timbre est aigu et aërien ; sous cette zone on entend un murmure vésiculaire sourd et soufflant : craquements sensibles aux deux sommets, en avant comme en arrière, souffle intense à gauche sous la fosse sous-épineuse, et gargouillement ; à droite bronchophonie, à gauche pectoriloquie ; toux fréquente, crachats mixtes de bronchite et déchiquetés ou nummulaires.

On fait de ce malade un tuberculeux.

5 *juin.* — Persistance de la fièvre hectique, sueurs la nuit, souffle caverneux intense, qui augmente d'étendue et d'intensité dans le poumon gauche, état adynamique grave.

14 *juin.* — Erysipèle de la face, hémoptysies.

18 *juin.* — Coma, mort.

Autopsie (note communiquée par M. de Boyer) faite le 19 juin, 36 heures après la mort.

Plèvres et poumons. — A l'ouverture du thorax on voit sourdre un liquide séro-sanguinolent qui vient de la plèvre gauche. En enlevant le sternum, on trouve à droite un poumon normal avec quelques faibles adhérences. A gauche, au contraire, le poumon est refoulé contre la paroi postérieure du thorax et forme ainsi une sorte de coin, dont la base répondrait au pédicule pulmonaire et le sommet à la gouttière costo-diaphragmatique. En avant de ce poumon et en bas, c'est-à-dire dans l'aisselle et derrière le sternum, la plèvre passe à la manière d'un pont au-dessus du poumon qu'elle comprime ; puis, elle vient se continuer avec la plèvre pariétale, formant ainsi un kyste qui est situé en dehors du poumon, en avant et en bas.

Les fausses membranes qui circonscrivent cette cavité kysique sont formées de deux couches : la plus profonde, celle qu adhère à la plèvre, est formée par une fausse membrane épaisse, compacte, feutrée, déjà ancienne, intimement adhérente à la plèvre, avec laquelle elle se confond ; la plus superficielle des membranes est peu adhérente aux couches profondes, rosée, granuleuse ; sans texture spéciale, elle a le caractère des dépôts fibrineux de formation récente.

Le liquide contenu dans le kyste est assez abondant (1/2 litre). Il est tout à fait sanguinolent et ne présente pas de caillots ni de coagulations même fibrineuses. Examiné au microscope, on y constate peu de globules rouges et beaucoup de globules blancs ; mais ceux-ci ne sont pas assez abondants pour permettre d'affirmer une pleurésie purulente, ce que démentent du reste les caractères objectifs précités.

Le diaphragme est tapissé dans toute sa partie antérieure par le kyste que je viens de décrire.

Poumons. — En insufflant les poumons avec un fort soufflet, on constate que le droit se gonfle seul et que le gauche n'augmente pas de volume, au moins d'une manière appréciable, accolé qu'il est contre la paroi postérieure du thorax par la coque de néomembranes.

A la coupe les poumons présentent des altérations diverses : tandis que le droit n'est qu'emphysémateux, au sommet avec quelques rares tubercules et est fortement congestionné aux bases avec quelque peu d'œdème : le gauche, au contraire, est farci de tubercules siégeant dans un tissu condensé pour deux causes, par suite de l'atélectasie pulmonaire résultant de la compression du poumon par l'épanchement, par suite aussi de la pneumonie qui entoure les produits tuberculeux et les cavernes. Ces cavernes sont petites, mais en assez grand nombre, plusieurs d'entre elles sont situées dans le lobe moyen du poumon, et sont d'autant plus loin du sommet que le poumon est plus allongé. Autour de ces cavernes on trouve des granulations en grande abondance et des tubercules crus du volume d'un grain de chènevis.

Dans la *trachée* et les *bronches,* lésions de bronchite.

Le foie est un bel exemple de cirrhose.

Le cœur est un peu dévié à droite, on ne trouve aucune lésion d'orifice par l'examen par l'eau.

Les autres organes sont sains, sauf le cerveau dont nous n'avons pas à faire d'étude ici.

Cette pleurésie était complétement latente, et cela parce que les signes physiques pouvaient être pris pour ceux de l'épanchement ou pour ceux de la tuberculose: les bruits cavitaires étaient du reste, comme l'a démontré l'autopsie, sous la dépendance de lésions anciennes des sommets.

Le début de cette sorte de pleurésie ne fournit que peu de renseignements; c'est, comme le dit Walske (1) : « une « pleurésie qui parcourt ses périodes sans produire de « symptômes subjectifs bien évidents ; dans ces sortes de « cas l'épanchement peut avoir refoulé le cœur, sans que « le malade ait conscience de son état. S'il consulte le « médecin c'est surtout pour une autre maladie beaucoup « moins grave... la grande difficulté consiste à persuader « au malade que son état nécessite des soins... »

Cette pleurésie qu'il faut chercher, comme la complication cardiaque dans le rhumatisme, est fréquemment d'origine tuberculeuse, et alors, comme dans l'observation ci-dessus, le diagnostic peut être fort embarrassant

Voyons un cas de pleurésie chronique, à épanchement purulent, survenant chez un tuberculeux.

OBSERVATION VII (personnelle)

G....., 31 ans, entre salle Saint-Jean de Dieu, 26 ; ce malade était entré il y a 15 jours (1er mai 72), pour une laryngite tuberculeuse, à cet instant on trouve des signes d'altération tuberculeuse des sommets ; à droite, craquements humides, à gauche, gargouillements, râles humides, souffle bronchique : on l'envoie à Vincennes.

Etat actuel. — Il présente aujourd'hui des signes de pleurésie ; il a depuis cinq jours un point de côté à droite, sous le sein, pas de frissons, peu de fièvre : dyspnée interne, peu de toux, expectoration rose.

(1) Walshe. *Maladie de la poitrine* (traduction française).

Le thorax n'est pas déformé (il n'y a pas 1/2 centimètre de différence entre le contour des 2 côtés) : creux sous-claviculaires prononcés. Les vibrations thoraciques sont complétement abolies à droite dans les 2/3 inférieurs de la poitrine et notablement diminuées dans 1/3 supérieur : matité absolue en bas et à droite dans 1/4 inférieur et grande submatité plus haut ; sommets un peu mats (pas de bruit de skoda) : la sensation d'élasticité pulmonaire est abolie à droite, il n'y a plus à ce niveau de murmure vésiculaire ; à gauche, respiration rude dans tout le poumon, aux deux sommets, expiration prolongée et saccadée, masquée en partie par des bruits anormaux : au niveau supérieur de la matité, on entend en effet, un souffle bronchique assez dur, il est bien altéré par les bruits contraires du sommet opposé, qui se transmettent jusque dans le côté droit : à gauche, craquements humides, souffle caverneux, gargouillements au sommet : à droite, râles à grosses bulles bien voisins du gargouillement. En auscultant la voix on entend en bas, en arrière et à droite, de l'égophonie bien manifeste ; plus haut, au sommet même, on perçoit de la bronchophonie : à gauche, au sommet, pectoriloquie articulée.

Diagnostic : pleurésie aiguë du côté droit, survenue chez un sujet tuberculeux déjà.

28 *mai.* — 1ʳᵉ ponction : 1300 grammes de liquide séreux : il contient déjà du pus.

4 *juin.* — 2ᵐᵉ *ponction* : sans résultat.

12 *juin.* — Matité comme enkystée, elle est suspendue en l'air, à la réunion des 3/5 supérieurs et des 2/5 inférieurs : on fait une 3ᵉ *ponction* qui donne issue à un liquide sanguin et purulent à la fois. (300 grammes.)

18 *juin.* — 4ᵉ *ponction*, fruste.

Persistance des mêmes signes, il est bien évident que la pleurésie est enkystée, elle est surmontée par une zone relativement saine, et au-dessous de la matité, on entend bien le murmure vésiculaire qui y est revenu.

Les signes généraux sont graves, de l'œdème paraît : mort le 16 juillet.

Autopsie. — Le sujet est émacié, côté droit de la poitrine plus dilaté que l'autre. Pleurésie enkystée à droite, derrière le poumon existe une poche épaisse, bien circonscrite et répondant au siége de la matité pendant la vie. Cette poche est cloisonnée par des fausses membranes épaisses, elle contient un liquide brun-chocolat ; ses parois sont tapisssées de granulations tuberculeuses : le poumon droit est parsemé de tubercules crus au sommet : vers le lobe moyen, on trouve une énorme quantité de petits tubercules ramollis sous-pleuraux : il n'y a pas à la vérité de caverne, mais si le malade avait vécu plus longtemps il s'en fut rapidement constitué une en ce point : la pleurésie ne semble même être due qu'à l'irritation lente mais continue, que les tubercules ont causée au voisinage de la plèvre.

A gauche, de haut en bas : une grande caverne tuberculeuse grosse comme deux œufs, remplie d'un pus sanieux : à la base, de ce côté, granulations tuberculeuses confluentes.

Rien au cœur, reins et foie gras, laryngite tuberculeuse ancienne caractérisée par des granulations sur le vestibule et une ulcération spécifique des cordes vocales supérieures.

Les observations précédentes montrent toutes des pleurésies coïncidant avec des manifestations de la diathèse tuberculeuse, soit qu'elles aient été sèches ou humides, aiguës ou chroniques.

CHAPITRE II.

Nous ne trouvons pas à ce propos beaucoup de renseignements dans les auteurs ; c'est ainsi que Hérard et Cornil ne croient pas qu'il y ait de relation de causalité (page 604); Grisolle, au contraire, dans son traité de la Pneumonie (page 454) croit que l'inflammation pleurale peut être une cause de phthisie et en tous cas en hâter le développement.

Dans ses cliniques, Béhier affirmait nettement que la pleurésie, et spécialement la *pleurésie droite* (comme dans nos observations) est non-seulement : « *une entrée en* « *scène, mais même une cause déterminante de la tuberculose* (1). » Trousseau considère la pleurésie latente se développant lentement comme la manifestation de la diathèse tuberculeuse, apparaissant sous son influence avant même qu'il y ait aucune granulation dans la séreuse pulmonaire. M. Pidoux regarde aussi la pleurésie latente comme précédant la tuberculose miliaire, alors qu'il n'y a encore que quelques granulations disséminées dans la plèvre. Il donne même pour règle, que dans les épanchements pleurétiques symptomatiques de tuberculose pulmonaire, l'abondance du liquide et la gravité de la tuberculisation sont en raison inverse l'une de l'autre. Niemeyer constate que la tuberculose vient souvent à la suite des grandes pleurésies. M. Villemin nie que la pleurésie puisse

---

(1) Communication orale de M. I. Strauss.

produire la tuberculose, mais il admet qu'elle puisse être causée par la tuberculose, se guérir, et cela quelque temps avant l'apparition des tubercules dans le parenchyme pulmonaire ; depuis, cette idée semblait moins adoptée : on trouvait cependant une affirmation bien précise dans Stoll : « La pleurésie latente, dit-il, souvent « chronique, plus rarement héréditaire, » se termine par la consomption.

En 1850, la Société médicale des hôpitaux fut saisie de la question. Legroux rejeta l'influence de l'épanchement sur la production ultérieure des tubercules chez un individu diathésique ; il pensait que cet épanchement était plutôt fait pour effacer les cavernes des phthisiques par sa compression et même pour empêcher la production des tubercules, ceux-ci ne pouvant se former (disait-il) dans un poumon condensé où l'inflammation n'est plus possible. Vigla crut alors devoir protester contre cette attribution à l'épanchement d'une vertu curative, et surtout d'un rôle tutélaire contre le développement de la tuberculisation, et admit au contraire que la pleurésie pouvait amener la tuberculose.

C'est une opinion qui est admise par beaucoup de médecins, surtout en Angleterre ; avant de la discuter, citons quelques faits :

OBSERVATION VIII (Mara, thèse 1874.)

L...... 76 ans, entré aux petits ménages le 19 octobre 1873. Amaigri, cachectique ; diarrhée persistante ; déjà en avril 1873 on lui a fait une thoracentèse avec l'appareil de Dieulafoy, pour un épanchement de la plèvre gauche. Il resta ensuite de la submatité, les fonctions thoraciques sont bien revenues. Mort le 28 novembre 1873.

Autopsie. — Poumon gauche adhérent aux parois thoraciques ; on a de la difficulté à l'enlever sans le déchirer : il adhère fortement au diaphragme d'autre part. Le lobe inférieur présente un noyau ramolli, caséeux. Rien dans le lobe supérieur ni dans le moyen qui crépitait bien.

La plèvre gauche contient 1/2 litre de liquide chocolat seropurulent : *granulations tuberculeuses à la base du poumon seulement.*

Cette observation ne peut pas, à la vérité, être considérée comme une tuberculose vraie, car il n'y eut pas de consomption causée du fait de cette éruption tuberculeuse locale.

Une observation analogue est donnée par M. Capdeville dans sa thèse sur la pneumonie chronique (page 26).

Observation IX.

« Nous ne voulons pas parler ici des pneumonies caséeuses « liées à la présence de l'hydropneumothorax, ce sont des cas « très-fréquents, mais de ces éruptions miliaires, aiguës qui se « montrent chez certains malades atteints depuis longtemps « d'épaississements de la plèvre, avec compression des poumons « et gêne de l'hématose. Nous nous contentons de signaler les « faits sans les expliquer. Nous avons été à même d'observer un « de ces cas chez un malade mort à l'hôpital Lariboisière. C'était « un homme de 40 ans qui était atteint depuis longtemps de « pleurésie avec rétraction du thorax, etc. Il était entré dans un « état de cachexie très-prononcée, arrivé au bout de peu de « temps à un point tel, que l'idée vint de la coïncidence de cette « pleurésie avec une affection organique de la plèvre ou du « poumon. A l'autopsie on a trouvé dans le poumon corres- « pondant, réduit au tiers de son volume normal, une éruption « de tubercules miliaires très-nette. Dans les bulletins de la « Société anatomique pour 1860, E. Cruveilhier a montré un cas « semblable. »

OBSERVATION X (personnelle).

Salle Saint-Jean-de-Dieu, n° 20. — *Entré le* 10 *février* 1873.
—Diagnostic : phthisie et altération tuberculeuse des corps ver-
tébraux chez un sujet ayant eu une pleurésie séreuse gauche à
grand épanchement, et traitée par la thoracentèse.

Antécédents. — Au mois de novembre 1872, le malade
ayant été atteint de pleurésie gauche avec épanchement, on re-
tira 2,000 grammes de liquide au moyen de la thoracentèse ; il
ne resta alors que peu de jours à l'hôpital, et sortit non guéri
sur sa demande.

A cette époque, le malade avait une bonne santé habituelle ;
il était gras et vaquait sans peine à ses occupations ; il exerçait
alors une profession assez fatigante, celle de porteur d'eau.

Rentré chez lui, il resta environ quinze jours avant de reprendre son travail ; puis il voulut reprendre son métier. Il le
put pendant quelque temps, mais bientôt cependant il sentit
que ses forces étaient diminuées.

A cette époque, il ressentait déjà quelques douleurs sourdes
dans la région lombaire ; il se mit à maigrir ; il s'affaiblissait de
jour en jour.

A partir du 1ᵉʳ janvier 1873, une constipation opiniâtre survenait ; le malade vint alors, au bout de quelque temps, à l'hôpital (10 février 1873).

10 *février* 1873, *entrée à l'hôpital.* — A l'entrée, ce qui do-
minait chez le malade, c'étaient des douleurs dans la région
lombaire ; elles étaient fortes, profondes, s'irradiaient dans l'ab-
domen ; elles diminuaient dans le décubitus dorsal, augmen-
taient au contraire à la pression et à la marche.

Si l'on dit au malade de se baisser pour prendre quelque
chose à terre, il fléchit tout d'une pièce, la colonne vertébrale
ne se courbant pas et les jambes se fléchissant au contraire. On
ne trouve pas de symptômes médullaires ; il y a bien de la faiblesse dans les jambes, mais il n'y a ni paraplégie, ni même pa-
résis ; le sens musculaire, le sens articulaire sont conservés ; la
sensibilité tactile, la sensibilité douloureuse le sont aussi ; les
mouvements réflexes n'ont pas subi de modification.

Examen des organes thoraciques :

1° *Inspection.* Il n'y a pas de déformation thoracique ; il n'y pas de rapprochement exagéré des côtes ; les dépressions sus-claviculaires sont assez prononcées.

2° *Palpation.* On sent assez bien les vibrations thoraciques, tant à droite qu'à gauche, en bas qu'en haut, en avant qu'en arrière et dans l'aisselle.

3° *Percussion.* La percussion donne de l'obscurité du son en bas, à gauche, en arrière. *Pas de matité aux sommets.*

4° *Auscultation.* A. Bruits normaux. Le murmure vésiculaire n'a pas subi d'altération nette aux sommets. A gauche, au siége de l'ancienne pleurésie, il est reparu.

B. *Bruits anormaux.* — Plus de souffle à gauche, mais bien des bruits de frottement ; ils sont doux, et sous l'oreille ils sont le vestige de l'ancienne pleurésie traitée par la thoracentèse. Le cœur retentit un peu à droite. (Signes de bronchite à gauche).

G. *Auscultation de la voix et de la toux.* — Pas de signes cavitaires, pas de bronchophonie, pas d'egophonie.

5° *Toux et crachats.* — La toux est fréquente, quinteuse, elle s'accompagne de crachats nummulaires, opaques et jaunes.

6° *Fonctions digestives.* — La langue est blanchâtre et sale, la constipation est opiniâtre et l'appétit a diminué.

$$T = 37°4, P = 90, R = 33.$$

1873, 11 *février.* — En présence de ces signes on aurait pu croire d'abord à un lumbago, cependant il faut remarquer que le patient a eu une maladie longue et qui est devenue chronique ; c'est sa pleurésie ; on n'y entend plus de liquide à la vérité, mais cette pleurésie a une apparence suspecte. Joignons à cela un grand amaigrissement, la lenteur de résorption des fausses membranes due à la pleurésie, l'anéantissement des forces physiques, la douleur lombaire, tout cela milite en faveur d'une néoplasie récente dans le poumon gauche, et d'une extension de cette néoplasie aux corps des vertèbres lombaires ; du moins c'est là le diagnostic du chef de service ; il n'y a pas au sommet de signes de phthisie. Traitement : 15 grammes, sulfovinate de soude.

12 *février.* — Le malade n'a eu qu'une selle, la constipation est persistante, le sommeil agité. — Traitement : lavement purgatif, 2 portions.

16 *février*. — Même état, douleurs lombaires un peu moindres. — Le purgatif n'a donné lieu qu'à une seule selle.

17 *février*. — Même état. — T. = 38°2 (le soir), P. = 94 (le soir), R. = 36 (le soir). — Traitement : 30 grammes sulfate de soude.

Il n'y a pas encore de signes nets à droite, cependant la respiration y paraît un peu plus dure.

18 *février*. — La constipation persiste. — Traitement : lavement purgatif.

21 *février*. — Le malade a meilleur appétit, mais la constipation persiste encore. — Traitement : 15 grammes sulfovinate de soude.

24 *février*. — Céphalalgie, douleurs lombaires plus fortes, mauvais aspect général. — Traitement : lavement purgatif, injection sous-cutanée de chlorhydrate de morphine.

27 *février*. — Le malade souffre moins.

Apparition des premiers signes de la phthisie. — Au sommet droit, la respiration est nettement soufflante et prolongée, il n'y a pas de matité plus marquée à l'un des deux poumons qu'à l'autre. A droite aussi, on entend nettement les bruits du cœur. — Il n'y a pas d'autre signe physique, seulement, depuis au moins quinze jours, on le trouve le matin baigné de sueur, il avait la fièvre souvent et se sentait très-faible. P. = 90, T. = 37°8, (matin).

28 *février* 1873. — Les signes physiques sont les mêmes. La douleur lombaire ne fait qu'augmenter ; il ne revient plus d'eau dans la plèvre ; on voit le malade maigrir peu à peu.

10 *mars*. — On entend, aux deux sommets, de l'expiration prolongée, dure, saccadée, surtout au sommet droit ; frottements pleuraux à gauche au bas et en arrière. Il n'y a pas de craquements. Toux et crachats normaux.

15 *mars*. — On n'entend toujours que de l'expiration très-prolongée et de la respiration rude aux deux temps. Pas de craquements. P. = 96, T. = 3706, R. = 40.

20 *mars*. — On entend à droite quelques petits craquements bien fins et bien rares ; l'expiration prolongée existe encore ; fièvre le soir ; pas de vomissements. Urines de bonne santé ; il n'y a pas d'excès de sédiments. Le malade se sent beaucoup mieux.

1er *avril*. — Le malade demande à aller à l'asile de Vincennes.

Sortie. Il sort donc, sur sa demande, guéri, à ce qu'il croit, et, selon lui, en état de faire une longue course.

On entend encore les frottements en bas à gauche, il y a encore un degré de submatité. Aux sommets, les craquements siégeaient des deux côtés ; à gauche les craquements sont secs, à droite, au contraire, la phthisie est plus aiguë et plus humide ; on entend des craquements humides. Mauvais état général ; douleur lombaire persistante ; grande faiblesse des membres inférieurs.

Nous devons à l'obligeance de notre ami, M. Henry de Boyer, interne des hôpitaux, les deux observations suivantes :

OBSERVATION XI (H. de Boyer).

Je connaissais une jeune dame de 26 ans, habitant ordinairement la campagne et ne venant passer que quelques mois de l'hiver à Paris.

En 1874, cette dame fut prise de pleurésie à droite avec un grand épanchement, à la suite d'un refroidissement ; sous l'influence d'un traitement dont je n'ai pas connu les détails, mais sans que la thoracentèse ait été pratiquée, cette pleurésie fut guérie en moins d'un mois. Jusque-là, cette dame avait joui d'une santé parfaite, sauf peut-être quelques accidents utérins survenus après une de ses couches ; son père et sa mère encore vivants se portent très-bien, ses frères et ses deux enfants sont aussi dans un excellent état de santé : le mari de la malade est aussi bien portant. Depuis sa pleurésie, cette dame avait conservé une petite toux sèche, quinteuse et se plaignait souvent de douleur dans le dos, au niveau de la pointe de l'omoplate ; les conditions hygiéniques dans lesquelles elle vivait étaient excellentes, son existence, toute consacrée à l'éducation de ses enfants, écarte toute origine plausible à la tuberculose dont elle devait bientôt succomber.

En effet, l'hiver de 1875, revoyant la malade après plusieurs mois d'absence, je fus frappé de voir combien elle était changée ; son habitus était devenu celui d'une phthisique ; la toux très-fréquente avait ce caractère de sécheresse et de brièveté

frappant chez les tuberculeux au début : Je l'auscu'tai alors et
fus tout attristé de lui trouver au sommet droit des craquements
humides, du retentissement vocal et au sommet gauche de l'expiration prolongée : il n'y avait plus de la pleurésie ancienne
qu'une obscurité du son, prononcée en bas en arrière et dans
l'aisselle. Cette dame a consulté plusieurs médecins de Paris qui
tous ont confirmé ce diagnostic et ce pronostic grave ; elle fut
alors passer l'hiver à Nice et en Italie, je crois ; je la revis à son
passage à Paris, elle était alors au 3ᵉ degré de la phthisie, pro-
fondément cachectique ; peu de temps après, rentrée chez elle
en province, cette dame fut prise d'une poussée aiguë qui l'em-
porta en quelques jours. J'ai l'occasion de voir la famille de cette
dame et jusqu'à présent personne ne présente de signes de tuberculisation ; les enfants se portent bien.

Nous avons eu là un cas de phthisie acquise ; eut-elle
eu lieu sans la Pleurésie ? Nous ne le croyons pas.

OBSERVATION XII (M. de Boyer).

J'ai eu l'occasion de soigner la même malade dans trois hôpitaux différents. Cette femme de 29 ans en 1872, était pleurétique
du côté droit et soignée dans le service du docteur Blachez à la
Charité ; à ce moment elle était en assez bonne santé, souffrait
de crises hystériques, mais n'avait aucun signe de tuberculisation.
Si mes souvenirs sont fidèles on lui fit la thoracentèse deux fois,
dans l'espace de quelques semaines. Elle sortit guérie de l'hôpital
de la Charité. En 1874, étant interne provisoire chez M. Moissenet,
à l'Hôtel-Dieu, je retrouvais cette malade dans le service ; elle
était alors au début du second degré de la phthisie, caractérisé
par les craquements humides, le retentissement vocal, la submatité des sommets, les lésions paraissaient du reste aussi prononcées à droite qu'à gauche. L'expectoration était assez abondante,
muco-purulente, quelquefois striée de sang ; la toux fréquente
et humide ne s'accompagnait pas encore de vomissement. Les
règles étaient supprimées depuis quelques mois et n'avaient
jamais été régulières depuis la pleurésie. Je recommençai l'inter-
rogation de cette malade qui m'affirma encore n'avoir pas d'an-

écédents tuberculeux dans sa famille ; il est vrai de dire qu'elle
était fort misérable, gagnant un salaire insuffisant dans la linge-
rie. J'avais perdu cette malade de vue, lorsqu'en 1876, elle est
venue à la consultation de la Clinique, dans un état très-avancé
de phthisie avec de grosses cavernes. Ne pouvant la faire entrer
dans le service de chirurgie où j'étais alors interne, je l'envoyai
à l'Hôtel-Dieu où je crois qu'elle est morte peu de temps après,
chez M. Hérard.

Dans ce cas, on pourrait croire que la phthisie est due
aux mauvaises conditions hygiéniques de la malade, en
tous cas la pleurésie peut peut-être être considérée comme
une cause adjuvante.

Williams (1) dans son traité classique en Angleterre,
donne une série d'observations recueillies tant par son
père que par lui et dans lesquelles la pleurésie, l'em-
pyème ou la pleuropneumonié se sont *terminées* par la
consomption pulmonaire: nous avons réuni 15 de ces
observations sous forme de tableaux que l'on trouvera à la
fin de notre travail. L'opinion de l'auteur anglais, dont on
connaît la grande compétence, est que la pleurésie, comme
toute inflammation thoracique, peut donner lieu à la
phthisie plus souvent, s'il y a des antécédents tuberculeux,
assez souvent cependant, sans qu'il y ait d'antécédents.

Dans son excellente thèse (1874), M. Mara distingue les
cas où la phthisie vraie succède à la pleurésie (nous avons
rapporté son observation plus haut) et ceux où la pneumonie caséeuse arrive à la suite de l'inflammation pleurale ; nous ne défendrons pas cette distinction, les deux
formes auxquelles il fait allusion étant, sans nul doute, des
manifestations de la diathèse tuberculeuse, comme l'ont
démontré les travaux de M. Grancher, et ceux tout récents
de M. Charcot.

---

(1) Williams. *Pulmonary Consumption*, Londres, 1871.

M. Mara dit : « Il est assez fréquent de trouver un pou
« mon occupé par des masses caséeuses, l'autre étant
« absolument intact. Mais ce que nous tenons à établir,
« c'est que dans les cas que nous signalons, ce poumon
« intact est enveloppé par une plèvre absolument saine,
« tandis que le poumon malade est entouré d'une cuirasse
« épaisse, vestige d'une pleurésie antérieure grave, ou bien
« d'un épanchement purulent. Dans un premier degré on
« trouve l'état anatomique qui correspond à l'infiltration
« tuberculeuse grise ; elle envahit généralement tout un
« lobe, lorsque les adhérences sont générales, très-dures,
« ou lorsque on a eu affaire à un épanchement purulent de
« durée assez longue. »

Il donne plusieurs observations à l'appui de cette asser-
tion. Une entre autres, celle du n° 13, est assez démonstra-
tive pour que nous la reproduisions :

OBSERVATION XIII (Homolle) (thèse de Mara, p. 58).

L. V..., âgée de 8 ans, service de M. Roger. Fille âgée de
8 ans, attributs antérieurs de la tuberculose. Après un premier
séjour dans le service, elle revient à l'hôpital le 11 décembre 1872
avec une toux fréquente, un état de faiblesse très-marqué, de la
fièvre le soir. Pas de déformation thoracique à l'inspiration, son
mat dans toute la hauteur du côté gauche du thorax ; mais, tandis qu'au sommet, aussi bien en avant qu'en arrière, la matité
est complète, elle devient moins absolue sur la ligne axillaire et
sur la base du poumon gauche. Le sommet du côté droit ne
donne pas un son aussi mat que l'autre, mais la sonorité n'y est
pas complète. Un souffle large, presque amphorique, s'entend au
sommet gauche dans la fosse sus-épineuse ; il change de timbre
plus bas et devient aigre, comme le souffle pleurétique. La voix,
franchement égophone dans les deux tiers inférieurs du côté
gauche, a plutôt le caractère bronchique plus haut. Elle résonne
aussi à droite, mais moins fortement que du côté opposé. L'état
général est mauvais, l'appétit est faible.

24 *janvier*. — Matité complète à gauche, en avant et en arrière; elle diminue notablement vers; la base. Le côté droit, même au sommet, est sonore. Un souffle presque amphorique s'entend sous la clavicule gauche et s'accompagne parfois de craquements ou de râles bullaires humides qui se produisent pendant la toux et s'entendent surtout sur la partie externe de l'épine de l'omoplate. Au sommet droit, la respiration est seulement sifflante, quelquefois on entend de ce côté des râles sous-crépitants peu abondants.

4 *mai; mort*. — *Autopsie*. — Bouche, pharynx, épiglotte sains: larynx et trachée en bon état. Le poumon droit n'est pas adhérent, à la surface il existe de l'hyperhéme et de l'emphyséme lobulaire. A la coupe on voit des noyaux d'induration tuberculeuse, disséminés abondamment; on trouve aussi de petites excavations vers le sommet. Le poumon gauche est absolument adhérent: l'induration est plus marquée, plus générale, le tissu est rouge, un peu saillant sur la coupe et un peu aéré. On trouve de petites excavations disséminées, il en existe une de la grosseur d'une noix vers le sommet; elle est entourée de pneumonie caséeuse, d'origine tuberculeuse. Le foie est gros, la rate un peu ferme. Reins graisseux, pâles.

Ce fait a l'avantage de nous montrer d'un côté un poumon non adhérent et absolument sain, de l'autre un poumon, le gauche, adhérent et présentant une induration marquée.

Dans les cas qui précèdent, on voit bien que la pleurésie peut précéder la tuberculose. Louis (1) consacre deux pages de son admirable traité à décrire ces pleurésies qui surviennent au début de la phthisie, et Bayle (2) indique cinq observations relatives à des empyèmes s'accompagnant de tuberculisation plus ou moins rapide.

Sommes-nous en droit de croire que la pleurésie puisse causer la tuberculose chez un sujet non prédisposé à le

(1) Louis. *Traité de la maladie tuberculeuse,* page 331.
(1) Bayle. *Observations* 11 à 15.

devenir sans cela? La question est au moins très-difficile à *affirmer;* mais il peut y avoir cependant quelques présomptions; dans l'observation XI, par exemple, nous trouvons les antécédents soigneusement indiqués; ils excluent l'idée de tuberculisation héréditaire. D'un autre côté, on ne peut pas affirmer que de tels malades n'ont pas eu, dès le début, une tuberculose débutant par la plèvre?

Quoi qu'il en soit, on peut dire que la compression longtemps prolongée du poumon par un épanchement le prédispose à la dégénérescence tuberculeuse, soit par inactivité, soit par suite de la propagation du travail inflammatoire de la plèvre au parenchyme pulmonaire, soit encore parce que ce poumon malade est le *lieu de moindre résistance* de l'économie, celui où devra se produire le travail pathologique. La question que nous ne faisons qu'effleurer ne peut être résolue que par une vaste pratique et une clientèle de la ville étendue. Il faudrait avoir connu un enfant, un jeune homme bien portant, connaître et avoir ausculté ses parents, voir ensuite ce sujet bien portant contracter la pleurésie, la voir se résoudre; puis voir peu à peu le travail de tuberculisation se produire dans le poumon atteint, se propager à l'autre poumon, et emporter le malade par le mécanisme de la phthisie sous une de ses formes, sans qu'une cause étiologique autre que la pleurésie puisse être invoquée. Ce n'est que lorsque de telles observations auront été assez souvent notées pour qu'on n'ait pas à craindre de se tromper et de rassembler des faits reliés par une pure coïncidence, que la question pourra être tranchée.

Restons donc jusque-là dans une réserve modeste, tout en reconnaissant que les faits que nous rapportons *semblent* déjà être à l'appui de l'hypothèse que nous indiquions plus haut.

CONCLUSIONS

Le sujet que nous nous sommes proposé était vaste, nous n'espérons pas l'avoir épuisé la question, et nous basant sur les faits énoncés au cours de ce travail nous conclurons :

1° *La pleurésie quand elle existe en même temps que la tuberculose peut être accidentelle ou causée par l'influence diathésique.*

2° *La véritable pleurésie tuberculeuse est sèche ou humide.*

3° *La pleurésie sèche est constante dans la tuberculose.*

4° *La pleurésie humide est assez fréquente dans la tuberculose:*

5° *La pleurésie humide tuberculeuse peut être d'un type quelconque, mais le plus souvent elle est constituée par une pleurésie chronique, parfois double, à grand épanchement : assez souvent l'épanchement est sanguin ou purulent.*

6° *On doit se défier de toute pleurésie qui ne suit pas une allure franche et dont la résolution ne se fait pas dans un bref délai, chercher la tuberculose dans ces cas.*

7° *La pleurésie peut précéder l'apparition de la tuberculose.*

8° *Dans ces cas elle peut être un symptôme précoce, un mode de début de la diathèse.*

9° *Peut-être certains tuberbuleux le deviennent-ils, au moins d'une façon plus rapide, parce qu'ils ont commencé par être pleurétiques.*

PARIS. — IMP. VICTOR GOUPY, RUE DE RENNES, 71.

Tableau N°1

Rapports des Pleurésies et de la Tuberculose d'après Williams

{ Traduit et résumé du travail intitulé : *Pulmonary consumption* by C. J. B. Williams and Théodore Williams (London 1871) }

Désignations	Obs. XIV. N°27 de Williams	XV. N°28 de Williams	XVI. N°29 de Williams	XVII. N°30 de Williams	XVIII. N°33 de Williams
Âge. Sexe	Homme de 36 ans. Charpentier	Homme de (?) ans. Journalier	Femme de 42 ans	Homme de 37 ans, tailleur	Femme de 37 ans
Mal. thorac. antér.	Pas	.	Pleurésie pleuro-pneumonie	Pleurésie aiguë	Pleurésie aiguë il y a sept mois
Côté malade	Côté gauche	Côté droit	Côté droit	Côté droit	Côté droit
Complications	Il avait une pleuro pneumonie	Mère morte de phthisie	(+) { Dans ce cas, selon Williams, la pleurésie avec aurait été la cause de la tuberculisation }	Œdème des jambes (la Pleurésie est chronique +)	Amaigrissement. La malade avait allaité pendant 9 mois. Morveuse
État général	Anémique, sujet à la fièvre, et une (?)	Anémie. Frissons. Sueurs. Fièvre	Les règles se sont arrêtées. Diarrhée considérable	Amaigri. Aphtes dans la bouche	Morveuse
Pouls. Tempér.	Pouls rapide et faible	Pouls fréquent. Peau avec Peau chaude	Pouls fréquent - Peau chaude	Pouls rapide - Peau sèche	État fébrile
Respiration / Inspection	Très difficile. Les deux poumons ne se dilatent que d'une façon imparfaite	Très courte. La partie inférieure du côté droit de la poitrine mesure en (?) 1/3 de plus que la gauche	Dyspnée considérable. Matité considérable du poumon droit; il n'y a pas de déformation	Orthopnée. Les m.? du thorax sont imparfaits, surtout du côté droit	Dyspnée.
Palpation	Les vibrations thoraciques ne sont pas sensibles		Vibrations douteuses.		
Percussion	Matité complète dans la partie inférieure de la poitrine à gauche. Matité sous la clavicule	Matité complète dans les 2/3 inférieurs de la poitrine. Sonorité normale en avant de la 3e côte. En arrière, absence de murmure vésiculaire, en avant, dans l'aisselle il y a des frottements vers la 5e côte	Matité en bas en avant et du côté droit de la poitrine	Matité du côté droit sauf au-dessus de la 2e côte si le son est tubaire et gauche un peu de matité en arrière	Matité complète du côté droit
Auscultation	Murmure vésiculaire aboli au niveau de la matité, au-dessus respiration bronchique		Ægophonie en bas en souvent perceptible en avant et en arrière. Respiration puérile et (?) à gauche	Abolition du murmure vésiculaire à droite, et ægophonie sous la clavicule. Craquements sous la clavicule et frottements dans l'aisselle à gauche. La voix est retardée à gauche, le foie gorge l'ombilic	(peu à peu) matité à gauche. Respiration insuffisante de tout le côté droit, surtout peu marquée en bas (peu à peu) signes de matité au sommet droit.
Toux	Râles sous-crépitants à l'inspiration, souffle tubaire. Fréquente	Fréquente	Incessante		
Expectoration	Opaque et adhérente	Verte et visqueuse	Opaque	Jaune et opaque	Jaune et opaque
Date de l'affection	4 mois	3 semaines	15 mois	12 mois	7 mois
Date de la tubercul.	"	15 jours après l'entrée	Tirait dater de ? mois	Date de deux mois	Surtout depuis 2 mois
Traitement	Saignée. Vésicatoires	Saignées. Calomel. Diurée pendant 8 jours. Vésicatoires	Pil. composées astringentes. Opiacés	Vésicatoires. Digitale. Lichen. Stimulants difficiles	Mixture d'huile
Durée totale	4 mois ½	5 mois 3 semaines	18 mois	12 mois 3 jours	Huit ans (non morte à cette époque)
Époque de la mort / Autopsie	Mort asphyxié. Six ou huit onces de sérum dans la plèvre gauche, tubercules de la plèvre. Infiltration tuberculeuse du poumon gauche. Poumon droit adhérent à la cage thoracique pas sans tubercules de la plèvre - Noyaux de pneumonie	Mort de asphyxie. La plèvre droite contient une pinte de sérum trouble. Les deux plèvres sont adhérentes réunies à la paroi thoracique par une fausse membrane rouge épaisse, tubercules et cavernes. Épanchement dans le Péricarde	Mort la bouche emplie de plaques de diphthérie. Cinq onces de sérum trouble dans la plèvre gauche qui est muni de fausses membranes Tuberculeuses à divers états. Le poumon droit était entièrement adhérent à la paroi thoracique par une fausse membrane d'aspect cartilagineux	Œdème considérable des membres. Les poches de sérum pénètrent dans la plèvre droite avec des fausses membranes flottantes. Poumon droit refoulé contre le médiastin et la colonne vertébrale. Traces tuberculeuses du poumon droit. Le poumon gauche était recouvert d'une fausse membrane récente et granuleuse	.

Tableau N° 2

Désignations	Obs. XIX N° 32 de Williams	XX N° 34 de Williams	XXI N° 36 de Williams	XXII N° 39 de Williams	XXIII N° 40 de Williams
Age Sexe	Homme de 46 ans, avocat.	Femme de 20 ans.	Enfant de 10 ans	Homme de 32 ans.	Dame de 35 ans.
Mal. thorac. antér.	toujours faible, rien de spécial à la poitrine	Pleurésie gauche il y a deux ans ½	.	Pleurésie gauche il y a un an	Pleurésie droite il y a 12 ans
Côté malade	Côté gauche.	Côté gauche.	Côté gauche.	Côté gauche.	Côté droit.
Complications	Pleuropneumonie				5 enfants, 4 fausses couches, phlegmonie et autres accidents puerpéraux
Etat général	Mauvais; urines rares et chargées	Sueurs, état grave.		Frère et sœur morts de phtisie	Pâle et faible.
Pouls Températ.	Pouls 100 s'accélérant facilement.		Il a subi des alternatives de bien et de mal.		Pouls 120. peau chaude.
Respiration / Inspection	Gêne considérable. Le côté gauche est couvert sur bien même dans les deux tiers inférieurs	Dyspnée extrême.	Très gêné	Devenue très ...	Très courte, aphonie.
Palpation	On sent le cœur battre à l'épigastre, le foie est abaissé et sensible able de vibrations	Le côté gauche est immobile; les espaces intercostaux sont dilatés surtout vers le mamelon. Le cœur est déplacé et rejeté à droite vers le sternum, peu à peu le thorax se rétracte.	Le cœur est poussé contre le médiastin ou occupe un long espace	Le cœur bat sous le sternum. Le bas est très engorgé de volume.
Percussion	Matité presque entière à gauche. La moitié inférieure du poumon droit est aussi matité.	Matité gauche considérable	Matité du côté gauche, elle s'étend à droite.	Matité intimement marqué dans tout le côté gauche de la poitrine	Matité à droite surtout en bas
Auscultation	Absence de murmure vésiculaire à gauche et à droite aux points ... Au deux côté crépitant espacé à gauche, ... vésic à droite	Râles caverneux humides sous les deux clavicules	Peu à peu des râles crépitants se sont établis	Respiration faible au sommet gauche, expiration et voie tubaire	Respiration tubaire en arrière, en avant ... sous caverneux plus bas en arrière, vous rejoint vers la clavicule gauche. respiration ... dans le reste du poumon gauche.
Toux	sèche	Très fréquente et humide	assez fréquente	Pas de toux	
Expectoration	Très peu abondants.	Abondante et purulente.	Est devenue sanglante peu instants	Pas d'expectoration	Jaune.
Date de l'affection	6 mois.	2 ans ¼	15 jours	Un an.	12 ans
Date de la tubercul.	2 mois (Williams en fait une fibroïde)	Depuis trois semaines elle a repris	4 ans après premières règles	Quelques mois après les premiers signes	Il a un an (1re hémoptysie)
Traitement	Vésicatoire. Iodure de potassium.		Vésicatoire. — diurétiques. — Soins à Madère	Huile de Morue — Cure à Ems	Iodure de fer. L. à l'avant
Durée totale	14 mois.	2 ans ½	Il y a 3 ans ½ le sujet vit encore.	Il y a six ans (le sujet vit encore).	13 ans.
Epoque de la mort	Mort 8 mois après, la jaunisse et le délire.				La malade a eu de l'œdème et est morte étouffée.
Autopsie	Les deux plèvres étaient fortement adhérentes au diaphragme et à la paroi thoracique antérieure. quelques onces de liquide dans chaque plèvre; Carnification des deux bases des poumons, pas de cavités ou de tubercules.	Poumon gauche adhérent au dos et au côté de la paroi thoracique. Il est déprimé par le cœur qui en occupe la partie antérieure, cavités. Poumon droit plein de cavernes.			Poumon droit adhérent à toute la paroi thoracique, sauf en avant. Cavité tuberculeuse du lobe inférieur. Cavité au lobe supérieur. Le poumon gauche n'était adhérent qu'à son sommet qui était envahi d'une petite cavité.

Tableau, N.° 3.

Désignations	Obs. XXIV. (N°45 de Williams)	Obs. XXV. (N°47 de Williams)	Obs. XXVI. (N°53 de Williams)	Obs. XXVII. (N°84 de Williams)	Obs. XXVIII. (N°89 de Williams)
Age. Sexe	Homme de 26 ans	Femme de 66 ans	Homme de 35 ans	Homme de 17 ans	Femme de 12 ans
Malad. thorac. ant.	Père mort de la poitrine	Rhumes, etc.	Coryza, toux fréquente, Pleurésie dyspn.	Phthisique	Bronchite
Côté malade	Gauche. Point de côté à gauche	Droit et avant le gauche	Droit	Droit	Gauche
Complications	Ascite — Œdème	"	La Pleurésie est purulente	La Pleurésie est chronique	La Pleurésie est purulente
État général	Très. mauvais	assez bon	Mauvais	Mauvais	Mauvais
Pouls. Temp.	"	"	"	"	"
Respiration	Gêne considérable	Gêne, Orthopnée fort souvent	Très. Gêné	Gênée	Très. gênée
Inspection		Doigt Hippocratique	Le côté droit de la poitrine respire très mal. Vibr. diminuées	Signes de pleurésie au 3e degré ainsi pendant tous la mort a eu lieu par suite d'une pleurésie subaiguë caractérisée par des signes chroniques	Le côté droit ne respire pas
Palpation	Cœur battant au bord supérieur de la 4e côte	"			"
Percussion	Matité de tout le côté gauche, bruit pul encore à gauche sous la clavicule.	Matité	Matité à la Percussion profonde.		Aucune vibration thoracique
Auscultation	Pectoriloquie, gargouillement, Respiration caverneuse.	Bruits caverneux superficiels et craquements sous la clavicule droite.	Le murmure respiratoire est affaibli à droite — on a des signes... d'emphysème sous la clavicule	On a ponctionné deux fois et deux fois le liquide est revenu; du reste le sujet était pléthorique.	Matité du côté gauche. Le foie descend jusqu'à l'ombilic, le cœur est à droite du sternum
Toux	fréquente et douloureuse	Très. fréquente	Douloureuse par quintes	"	Abs. de murmure vésiculaire
Expectoration	Crachats muco-purulents	Marquante, q.q.f. teintée de sang	Muco-purulente	Muqueuse	Muqueuse
Date de l'affection	15 mois	13 mois	14 ans	2 mois	7 jours
Date de la tubercul.	?	?	?	16 ans 1/2	"
Traitement	Pil. Scille et Digitale, etc (Diurétiques)	"	Révulsifs choisis, huile de morue	Thoracentèse. 2 fois	Thoracentèse
Durée totale	17 mois	18 mois	24 ans	11 ans	signes menaçants pendant 7 ans
Époque de la mort	? mois après avoir pris le lit	5 mois après avoir pris le lit		2 mois après sa pleurésie	Ayant disparu après
Autopsie autant des poumons et des Plèvres.	Adhérences du Péricarde et de la Plèvre gauche qui est adhérente au médiastin et contient 1/2 de serum clair; diaphragme remonté, caverne dans le poumon gauche rétracté. Bilat. tuberculeux.	Adhérence total du poumon droit. Pas de liquide. Caverne au sommet de ce côté.	Bonne santé habituelle.	On n'a pas pu la faire grâce à la famille.	La déformation a disparu petit à petit, et la malade ainsi plus en plus de signes fâcheux.

9 782013 686082